Barbara Beck

Cannabis

Zahlen & Fakten

Inhalt

Vorwort

Dieses Buch vermittelt Hintergrundinformationen zum Thema Cannabis. Der Konsum von Cannabis, welcher je nach Produkt, zu Rauschzuständen führen kann, wird von Expertinnen und Experten der Suchtmedizin als besonders gefährlich eingestuft.

Das Buch bietet einen Aufklärungsansatz und setzt sich mit der Pflanze Cannabis auseinander, es bietet zudem eine gute Übersicht und einen Einblick in die Thematik Betäubungsmittel.

Anhand umfangreicher Informationen zu Cannabis wurden in diesem Werk die zweckmäßigsten Informationen zusammengetragen. Weitere Sichtweisen und Erkenntnisse sind möglich. Auf das gesamte Spektrum aller Drogen wird in diesem Buch nicht eingegangen.

Die Lektüre bietet zudem Handlungsempfehlungen im Umgang mit Menschen, welche unter Sucht, Abhängigkeit sowie psychischen Störungen leiden. Weitere Exempel sind ebenfalls möglich.

Dieses Buch ist leicht verständlich geschrieben, konzentriert sich auf das Wesentliche und vermittelt komprimiertes Fachwissen, es kann als Nachschlagewerk und Guide für jedermann hilfreich sein.

Das Werk dient ebenso der Präventionsarbeit mit Kindern- und Jugendlichen und ist ein wertvolles Nachschlagewerk im privaten- sowie beruflichen Kontext.

Eine regelmäßige Weiterbildung zur Aktualisierung der Thematik ist empfehlenswert.

Es ist mir ein Anliegen hervorzuheben, dass nicht alle Personen durch den Konsum von Cannabis in psychische Ausnahmesituationen geraten und fremd- oder selbstgefährdend sind.

Ungünstige Umweltfaktoren und genetische Risikofaktoren sind häufig entscheidend über den individuellen Umgang mit psychoaktiven Substanzen.

Zu psychoaktiven Substanzen zählen ebenso Tabak und Alkohol.

Ein verantwortungsvoller Umgang mit Cannabis ist ein Muss um ihn weder Minderjährigen noch Dritten zugänglich zu machen.

Gezielte Aufklärungsarbeit über Cannabis und die Gefahren, gerade in Schulen, ist unumgänglich. *„Suchtprävention leistet einen zentralen Beitrag zur Verbesserung der Bevölkerungsgesundheit"* (bzga, 2023).

Gezielte Präventionsmaßnahmen relevanter Zielgruppen in deren Lebenswelt können zu Veränderungen des Konsumverhaltens führen. Die Aufklärung über die Droge und deren Gefahren können die Einstellung zum Konsum verändern. Suchtprävention leistet daher einen wichtigen Beitrag in der Präventionsarbeit. Der Einstieg in den Konsum legaler/illegaler Drogen kann durch Präventionsarbeit verändert, vermieden oder herausgezögert werden.

Suchtprävention soll im Rahmen der schulischen Gesundheitsförderung die Lebenskompetenzen der Kinder und Jugendlichen stärken. Dies kann durch Persönlichkeitsbildung und Erziehung realisiert werden. Kinder und Jugendliche sollen sich im Rahmen der Suchtprävention zu selbstständigen, selbstbewussten, belastbaren und lebensbejahenden Persönlichkeiten entwickeln, um hierdurch schädliches Konsumverhalten vorzubeugen.

Barbara Beck

Sozialpädagogin

Deeskalations- und Selbstverteidigungstrainerin

Cannabis

Zu den am meisten verbreiteten Rauschmitteln zählen Alkohol, Nikotin und Cannabis. Cannabis ist eine Pflanzengattung der Hanfgewächse (Cannabaceae) und zählt zu den ältesten Nutzpflanzen der Erde. Aus den einzelnen Bestanteilen (Blätter, Blüten, Samen, Fasern) der Pflanze lassen sich verschiedene Produkte gewinnen. Z.B. Seile aus den Fasern, Speiseöl aus den Samen, ätherische Öle aus den destillierten Blättern und Blüten sowie Haschisch und Marihuana aus getrockneten Blüten, Blättern und Blütenständen.

Hanf gilt auch als Heilmittel und wird u.a. gegen chronische Schmerzen, bei Muskelkrämpfen durch multiple Sklerose, Lähmungen der Beine oder bei Erbrechen und Übelkeit durch Chemotherapie eingesetzt.

Gerade in China zählt Cannabis als Nutz- und Heilpflanze und gehört zu einer jahrtausendealten Tradition. Cannabis zählt zu den ältesten Rauschmitteln.

Es wird angenommen, dass die Pflanze über Indien in den Mittleren und Nahen Osten gelang und sich so bis nach Europa und Nord- und Südamerika verbreiten konnte. Was sich lange Zeit als Medizin etabliert hatte, bekam durch die **psychoaktive** Wirkung bestimmter Sorten z.B. In Deutschland ein Verkaufs-Verbot (DHS, 2023).

Psychoaktiv: Psychoaktive Substanzen bewirken durch das Einwirken auf das zentrale Nervensystem eine Veränderung der Psyche und des Bewusstseins (Kmdd, 2023).

Zahlen & Fakten

Daten der europäischen Ebene zeigen: Gut jede sechste erwachsene Person konsumiert Cannabis. In Deutschland werden jährlich um die 164.000 Verfahren registriert, die in Zusammenhang mit dem Besitz von bzw. Handel mit Cannabis stehen (DHS, 2023).

Laut Bundesgesundheitsministerium konsumierten nach dem Epidemiologischen Suchtsurvey von 2021 8,8% aller Erwachsenen im Alter von 18 bis 64 Jahren in den letzten 12 Monaten mindestens einmal Cannabis; das entspricht rund 4,5 Millionen Personen. Das Ergebnis der Studie zeigt, dass bei jedem vierten Cannabis-Konsumenten ein problematischer Konsum bestand (Bundesgesundheitsministerium, 2023). In Deutschland konsumieren Jugendliche im Durchschnitt mit 16,4 Jahren Cannabis zum ersten Mal. Die häufigsten Konsumformen sind hierbei selbstgedrehte Joints sowie das Rauchen in der Bong (Polizeiliche Kriminalprävention, 2023). Nach Tabak und Alkohol stellt Cannabis die am dritthäufigsten konsumierte psychoaktive Substanz dar.

Die Bundesregierung hat sich für einen kontrollierten Zugang zu Konsumcannabis an Erwachsene auch zu nicht-medizinischen Zwecken entschieden. Begründet wird die Entscheidung dadurch, dass die Drogenpolitik an ihre Grenzen stößt und der Erwerb und Besitz von Cannabis trotz Verbot verstärkt konsumiert wird.

Cannabis als Droge

Durch die Verunreinigung von Cannabis, giftigen Beimengungen und synthetischen Cannabinoiden kann die Wirkstärke von Cannabis beeinflusst sein, was zu gesundheitlichen Risiken führt.

Cannabis, welcher durch den Schwarzmarkt erworben wird, hat einen unbekannten **THC**-Gehalt.

__THC__: Unter THC versteht man die chemischen Verbindungen, welche die Cannabis-Pflanze produziert und als Betäubungsmittel eingestuft wird. THC unterliegt dem Betäubungsmittelgesetz. THC (Tetrahydrocannabinol) ist bekannt für seine berauschenden Nebenwirkungen (Kmdd, 2023).

Im Gegensatz zu THC unterliegt **CBD** nicht dem Betäubungsmittelgesetz, solange die Grenzwerte eingehalten werden.

CBD: Unter CBD (Cannabidiol) versteht man die chemischen Verbindungen, welche die Cannabis-Pflanze produziert und nicht psychoaktiv (berauschend) wirkt, sondern beruhigend. CBD unterliegt nicht dem Betäubungsmittelgesetz, solange die Grenzwerte eingehalten werden (Kmdd, 2023).

Neu auf dem Markt ist das Cannabinoid **HHC**. In Deutschland kann es legal erworben werden, da es weder im neuen Psychoaktive Stoffe Gesetz, noch im Betäubungsmittelgesetz erfasst wurde. Es handelt sich um einen halbsynthetischen Stoff. HHC wird meist als Aroma-Gummies gegessen oder in elektronischen Vapes geraucht. Die Blüten können ebenso in einem Joint geraucht werden. Der Konsum wirkt berauschend und beruhigend, ähnlich wie beim THC. Gesundheitliche Folgeschäden sind noch nicht absehbar, da HHC erst seit Mitte 2022 kommerziell vertrieben wird.

***HHC**: Das HHC (Hexahydrocannabinol) ist ebenfalls ein Cannabinoid und kann in geringen Mengen in den Blüten der Cannabis-Pflanze gefunden und extrahiert werden. Da dieses Verfahren kostspielig ist, wird HHC meist synthetisch hergestellt und oft als „natürliches Cannabinoid" deklariert (Kmdd, 2023).*

Wird Cannabis zu **Marihuana** verarbeitet, werden Blüten und Blätter der weiblichen Hanfpflanze getrocknet und als „Gras" oder „Weed" z.B. als Joint geraucht.

Aus Cannabisharz lässt sich **Haschisch** herstellen. Dessen Wirkstoff ist höher als Marihuana. Zusammen mit Streckmitteln und Pflanzenteilen wird das Harz zu Platten oder Blöcken gepresst, dem sog. „Dope" oder „Shit" und z.B. geraucht.

Haschisch: Haschisch wird auch Shit, Dope, Hasch oder Piece genannt. Haschisch besteht aus Harz der weiblichen Hanfblüte und wird zu braunen, harten Platten gepresst. Der THC-Gehalt beträgt 11-19% und kann maximal auch 30% betragen (Kmdd, 2023).

Synthetische Cannabinoide werden oft auf Kräutermischungen gesprüht. Die Kräutermischung wird geraucht oder als Tabletten oder Pillen konsumiert. Die synthetisch hergestellte Substanz ähnelt der Struktur des natürlichen THC –Wirkstoffs und wirkt ebenso berauschend.

Synthetische Cannabinoide: *Synthetische Cannabinoide sind künstlich hergestellte Cannabinoide und gehören zu den Neuen psychoaktiven Stoffen. Diese psychoaktiven Stoffe fallen ebenso unter das Betäubungsmittelgesetz, bzw. das Neue-psychoaktive-Stoffe-Gesetz und sind verboten. Der Konsum von synthetisch hergestellten Cannabinoiden kann gefährlich sein (Kmdd, 2023).*

Nice to know:

Wie lange sind 5 Züge vom Joint nachweisbar?

Speichel:

Einmaliger Konsum: weniger als 24 Stunden

Gelegentlicher Konsum: weniger als 24 Stunden

Regelmäßiger Konsum: weniger als 24 Stunden

Urin:

einmaliger Konsum: 2-3 Tage (THC – COOH)

gelegentlicher Konsum: 2-4 Tage (THC – COOH)

Regelmäßiger Konsum: 5-14 Tage (THC-COOH); bei chronischem Missbrauch 2 Wochen bis 3 Monate

Blut:

einmaliger Konsum: 6-24 Stunden (THC) 2-3 Tage (THC-COOH)

gelegentlicher Konsum: mehr als 24 Stunden (THC)

Regelmäßiger Konsum: mehrere Tage (THC-COOH)

Haare:

einmaliger Konsum: abhängig von der Haarlänge

gelegentlicher Konsum: abhängig von der Haarlänge

Regelmäßiger Konsum: abhängig von der Haarlänge

(Bussgeldkatalog, 2023)

Cannabis-Legalisierung

Das beschlossene Gesetz der Bundesregierung, den kontrollierten Zugang zu Konsumcannabis für Erwachsene auch zu nicht-medizinischen Zwecken zu ermöglichen, soll Anfang 2024 in Kraft treten. Das Gesetz soll den Schutz von Konsumentinnen und Konsumenten gewährleisten, indem die Qualität von Konsumcannabis kontrolliert und die Weitergabe verunreinigter Substanzen verhindert wird.

Ab Inkrafttreten können Erwachsene nach dem vorgelegten Gesetzesentwurf legal einen Joint in Deutschland rauchen, bis zu 25 Gramm Cannabis besitzen und mit sich führen, ebenso ist es hierdurch erlaubt insgesamt bis zu drei Cannabispflanzen zum Zwecke des Eigenkonsums oder Nutzhanfpflanzen zur nichtgewerblichen Verwendung anzubauen.

Wer den Anbau plant, sollte sich mit den vorgeschriebenen Sicherheitsvorkehrungen vertraut machen, damit der Zugriff durch Kinder- und Jugendliche und Dritte geschützt ist, zudem dürfen durch den Anbau keinerlei unzumutbare Belästigungen und Störungen für die Nachbarschaft durch Geruchsbelästigungen entstehen.

Es wird ausdrücklich darauf hingewiesen, dass dadurch keinerlei Anreize oder Ausweitungen des Cannabiskonsums geschaffen werden sollen.

Die Bundesregierung erhofft sich einen verantwortungsvollen Umgang mit Cannabis, daher wurde das Gesetz zur Legalisierung von Cannabis beschlossen.

Mehr Sicherheit im Umgang mit Cannabis

Durch den kontrollierten Zugang für Erwachsene sollen die Mengen begrenzt, die Qualität gesichert, der Schwarzmarkt eingedämmt und die Gesundheit gestärkt werden. Bis zu drei Cannabis-Pflanzen sollen im Privaten Bereich erlaubt werden.

Die erste Säule des Gesetzentwurfes wird umgesetzt, es beinhaltet den privaten und gemeinschaftlichen, nicht gewerblichen Eigenanbau für Erwachsene zum Eigenkonsum. Im zweiten Schritt soll die Abgabe in lizensierten Fachgeschäften angegangen werden. Geplant ist dies im Rahmen eines Modellvorhabens, das wissenschaftlich konzipiert, regional begrenzt und zeitlich befristet sein soll (bundesregierung, 2023).

Risiken und Folgeschäden von Cannabis Konsum

Gerade Kinder, Jugendliche und junge Erwachsene sind anfällig für psychische, physische und soziale Auswirkungen durch einen langfristigen Konsum von Cannabis.

THC kann die Gehirnentwicklung stören und beeinträchtigen. Beim Rauchen von Cannabis mit Tabak, Shishas oder Bongos steigt das Risiko von Lungenfunktionsstörungen und Krebserkrankungen. Bei bestehenden Herz-Kreislaufproblemen kann die Herzfrequenz erhöht werden, was wiederum Herzprobleme verstärken kann. Durch den Konsum von Cannabis können sich bestehende Psychosen und psychische Probleme verschlimmern. Weitere Symptome können sein: Übelkeit, depressive Verstimmung, Herzpochen, Angstgefühl, Erinnerungslücken, Orientierungslosigkeit, verminderte Reaktionsfähigkeit etc., daher sind Erwerb, Besitz und Anbau von Cannabis für Minderjährige verboten.

Suchtpotenzial von Cannabis

Bei regelmäßigem Konsum von Cannabis kann sich eine Toleranz entwickeln, welche dazu führt, dass sich die Empfindlichkeit auf die Substanz verringert. Um einen Rauschzustand zu erreichen würde man dadurch größere Mengen von Cannabis benötigen. Dies wiederum kann zu einer psychischen Abhängigkeit führen.

Körperliche Abhängigkeiten sind laut DHS, Deutsche Hauptstelle für Suchtfragen e.V. nicht zu erwarten, jedoch kann sich nach 48 Stunden das sogenannte **Cannabis-Entzugssyndrom** entwickeln.

Cannabis-Entzugssyndrom:
Bei Cannabis Entzug können sich psychische und körperliche Symptome einstellen.
Zu psychischen Entzugssymptomen zählen u.a.: Nervosität, Angst, Feindseligkeit, Schlafstörungen, depressive Verstimmung.
Körperliche Entzugssymptome sind z.B.: Kopfschmerzen, Zittern, Schwitzen (Kmdd, 2023).

Nach Cannabis Konsum kann es zu einem psychiatrischen Notfall kommen, dieser ist gekennzeichnet durch psychiatrische Störungen, welche akut auftreten und sich bis zu einem Notfall entwickeln können. Körperliche Leiden können ebenso zu einem Notfall führen. Ein psychiatrischer Notfall kann zu einer Gefahr von Leib und Leben des Betroffenen sowie der Betroffenen in unmittelbarer Nähe führen. Dieses Notfallbild ist ein krankheitsbedingter Zustand, der Helfende zu unmittelbarem Handeln zwingt, um Gefahr für die Gesundheit des Betroffenen und ggf. anderer Personen abzuwenden.

Akute psychiatrische Notfälle

- Aggressivität/Gewalttätigkeit (im Rahmen von psychischen Erkrankungen)
- Akute Angst-/Panikstörung
- Hochgradige Erregungszustände (Manie, Schizophrenie, emotionale-instabile Persönlichkeitsstörung, Depression)
- Paranoide Gedankengänge
- Halluzinationen (Verfolgungswahn)
- Katatonie (z.B. wiederholte Laute, Grimassen, Laute, obszöne Wörter)
- Schwere Vergiftungen (z.B. durch Medikamente, Alkohol, Drogen)
- Delir
- Stupor (körperliche und psychische Regungslosigkeit bei wachem Bewusstsein, z.B. bei Schizophrenie)
- Konkrete Suizidpläne/Suizidversuche

Erste Hilfe im psychiatrischen Notfall

Ersthelfer müssen vor jeglicher Kontaktaufnahme zu dem Betroffenen den Eigenschutz beachten. Unter Eigenschutz versteht man, in Notfallsituationen gefährliche Situationen für Leib und Leben abzuwenden. Eigenschutz muss in jeder Phase der Hilfe beachtet werden. Wenn kein Eigenschutz eingehalten werden kann, ist zumindest ein Notruf abzusetzen.

Laut §323c StGB ist jeder dazu verpflichtet, im Notfall Erste Hilfe zu leisten.

(1) Wer bei Unglücksfällen oder gemeiner Gefahr oder Not nicht Hilfe leistet, obwohl dies erforderlich und ihm den Umständen nach zuzumuten wäre, insbesondere ohne erhebliche eigene Gefahr und ohne Verletzung anderer wichtiger Pflichten möglich ist, wird mit Freiheitsstrafe bis zu einem Jahr oder mit Geldstrafe bestraft.

Ist der Eigenschutz nicht gewährleistet oder handelt es sich um lebensbedrohliche akute Erkrankungen, Vergiftungen oder anderweitige Gefahrensituationen ist der Notruf: 112 unverzüglich abzusetzen. Die Notrufnummer 112 gilt für ganz Europa.

Notruf richtig absetzen

Notruf 112

- Wo ist es passiert? Genaue Angaben der Örtlichkeit
- Was ist passiert? Unfallhergang schildern
- Wer meldet? Name des Anrufers
- Wie viele Menschen sind betroffen?
- Warten! Bleiben sie am Telefon für weitere Rückfragen oder Maßnahmen vor Ort

Befindet man sich in einer Bedrohungslage, ist gefährdet oder einer Straftat ausgesetzt, bedarf dies eines polizeilichen Notrufes.

Notrufnummer Polizei: 110

Die Polizei ist von jedem Telefonanschluss jederzeit gebührenfrei 24 Stunden erreichbar!!!

Notruf 110

Damit Einsatzkräfte im Notfall einen Notruf effizient aufnehmen können, sind folgende Angaben wichtig:

- Wer ruft an? Eigenen Namen angeben
- Was ist passiert? Kurz schildern, was passiert ist
- Wo ist es passiert? Möglichst genaue Angaben über die Örtlichkeit, ev. über GPS Daten oder Navi.
- Wann ist es passiert? Möglichst genaue Zeit angeben
- Wie ist es passiert? Ablauf schildern
- Warum ist es passiert? Ablauf schildern
- Wer ist beteiligt? Genaue Angaben zu Täter, Opfer, Zeugen

Rettungskette

Durch die Wahrnehmung eines akuten Notfalls durch den Ersthelfer wird die Rettungskette aktiviert. Der Notfall wird vom Ersthelfer wahrgenommen und die Situation analysiert, unter Berücksichtigung des Eigenschutzes. Der Ersthelfer setzt entweder sofort einen Notruf ab oder leitet lebenserhaltende Sofortmaßnahmen ein (z.B. Blutungen stillen). Dies variiert im Einzelfall, je nach Notfallbild. Nachdem der Notruf abgesetzt wurde und die Sofortmaßnahmen eingeleitet wurden, kann der Ersthelfer die erweiterten Maßnahmen einleiten (z.B. Bagatellverletzungen versorgen, Lagerungstechniken, psychische Betreuung leisten). Der Ersthelfer tritt dabei ruhig und freundlich auf. Während der Maßnahmen leistet er psychische Betreuung (Gespräche, Wärmeerhalt).

Der Betroffene wird durch den Ersthelfer und ev. weiterer Helfer begleitet, bis die Einsatzkräfte eintreffen und weitere Maßnahmen übernehmen.

Durch die Rettungskette ist ersichtlich, dass der Ersthelfer eine entscheidende Bedeutung im Ablaufschema innehat. Die Effizienz des gesamten Ablaufs hängt von der Leistungsfähigkeit jedes einzelnen Ablaufs ab. Die Einhaltung der Abläufe ist von entscheidender Bedeutung; die Rettungsketten-Glieder greifen ineinander und gewährleisten eine gute Versorgung des Betroffenen (Beck, 2023).

Ablaufschema der Rettungskette

1. Absichern der Unfallstelle/ Eigenschutz beachten

2. Notruf absetzen (110 oder 112)/ Sofortmaßnahmen

3. Erweiterte Maßnahmen

4. Rettungsdienst

5. Krankenhaus

Psychische Erste Hilfe

Nach traumatischen Ereignissen, z.B. Bedrohung des eigenen
Lebens oder körperlicher bzw. psychischer Unversehrtheit sowie
eigene schwere körperliche Verletzungen kann psychische Erste Hilfe
notwendig sein. Jeder Mensch reagiert auf belastende Ereignisse
unterschiedlich, daher zählen u.a. Zuwendung und Zuhören zu den
wichtigsten Bestandteilen der psychischen Ersten Hilfe. Nach dem
Handbuch der WHO gehören folgende Begriffe zur psychischen
Ersten Hilfe:

- *Kann auch von nicht ausgebildeten Ersthelfern praktiziert
  werden*
- *Praktische Hilfe und Unterstützung anbieten, ohne
  aufdringlich zu sein*
- *Zuhören, ohne die Betroffenen zum Reden zu zwingen*
- *Trösten und versuchen zu beruhigen*
- *Wünsche und Anliegen der Betroffenen einordnen*
- *Grundlegende Bedürfnisse erfüllen (z.B. Nahrung, Wasser,
  Informationen)*
- *Betreuung und soziale Unterstützung organisieren*
- *Vor weiteren Schäden schützen*

(WHO, 2023)

Der Betroffene ist ruhig anzusprechen und sollte die Möglichkeit
haben zu erzählen, was passiert ist und wie er sich fühlt. Die
Privatsphäre der Betroffenen ist dabei zu berücksichtigen.

Der Betroffene sollte bis zum Eintreffen der Einsatzkräfte nicht alleine
gelassen werden. Wenn möglich, sollte der Ersthelfer vor Ort bleiben.
Vorwürfe und Zurechtweisungen durch den Ersthelfer sollten
vermieden werden. Der Betroffene sollte, wenn möglich, vor
Schaulustigen abgeschirmt werden (Beck, 2023).

Psychische Erkrankungen

Psychische Störungen bezeichnen alle Erkrankungen, die durch eine erhebliche Norm- Abweichung vom Verhalten und Erleben des Betroffenen gekennzeichnet ist. Diese Störungen können sich auf das Denken, Fühlen und Handeln des Betroffenen auswirken und zu Symptomen und Beschwerden führen.

In Deutschland leidet knapp ein Drittel (27,8 Prozent) der erwachsenen Bevölkerung an einer psychischen Erkrankung - das sind 17,8 Millionen Menschen (Stand 2022). Frauen sind häufiger betroffen (jede dritte) als Männer (jeder vierte bis fünfte). EU-weit sind es 164,8 Millionen Menschen. Somit treten psychische Störungen genauso häufig auf wie andere Volkskrankheiten, etwa Bluthochdruck (DGPPN, 2023).

Laut Weltgesundheitsorganisation (WHO) kann sich der Konsum von Cannabis negativ auf die menschliche Psyche auswirken und zu psychischen Störungen und Verhaltensstörungen führen.

Symptome nach Cannabis-Konsum

-   Heitere oder niedergeschlagene Stimmung
-   Gesteigertes Kommunikationsbedürfnis
-   Psychomotorische Erregungszustände
-   Unruhe, Angst, Panik
-   Verwirrtheit
-   Verfolgungsfantasien
-   Paranoide Wahnvorstellungen
-   Horrortrip

Maßnahmen im Notfall:

-   Eigenschutz beachten
-   Schnelle Bewegungen vermeiden
-   Ruhige Ansprache
-   Gegebenenfalls: Erste-Hilfe-Maßnahmen
-   Gegebenenfalls: Rettungsdienst od. Polizei informieren

Krankheitsbilder durch Cannabis-Konsum

Depressionen

Depressionen zählen zu den häufigsten psychischen Erkrankungen. Ca. 16 Prozent der Bevölkerung erleiden mindestens einmal in ihrem Leben eine depressive Störung. Frauen erkranken doppelt so häufig wie Männer.

Etwa drei von vier Personen mit einer Depression erkranken im Verlauf ihres Lebens an weiteren psychischen Störungen. Hierzu treten Angststörungen am häufigsten auf.

Symptome:

- Gedrückte Stimmung
- Konzentrationsstörungen
- Dauerhaftes, tiefes Erschöpfungsgefühl
- Fehlen von Freude
- Schlechte Laune
- Verzweiflung
- Hoffnungslosigkeit
- Schlafstörungen
- Verminderter Appetit

Maßnahme:

- Eigenschutz beachten
- Ruhige Ansprache
- Offenes, verständnisvolles Auftreten
- Gesprächsangebot
- Gegebenenfalls: Rettungsdienst od. Polizei informieren

Angststörungen

Angst ist eine normale Reaktion des Körpers, wenn eine Situation als bedrohlich empfunden wird. Sind Ängste unbegründet oder übersteigert, können dies dann Anzeichen für eine psychische Erkrankung sein, wenn sie das alltägliche Leben des Betroffenen erheblich einschränken.

Ängste können z.B. Panikattacken auslösen, sodass das Herz zu rasen beginnt. Der Betroffene schwitzt und atmet schwer oder die Hände zittern.

Symptome:

- Herzklopfen
- Schmerzen in der Brust
- Gefühl der Atemnot
- Erstickungsgefühle
- Hitzewallungen oder Kälteschauer
- Beben, zittern
- Übermäßige Angst und Sorgen über z.B. Arbeits- oder Schulleistungen, Unglücke

Maßnahmen:

- Eigenschutz beachten
- Ruhiges, freundliches Auftreten
- Gesprächsangebot
- Gegebenenfalls: Rettungsdienst od. Polizei informieren

Panikattacken

Unter einer Panikattacke versteht man einen plötzlich einsetzenden Angstanfall. Der Körper reagiert mit psychischen und körperlichen Symptomen um sich vor der vermeintlichen Gefahr zu schützen. Neben einer Angststörung liegen meist noch weitere psychische Erkrankung vor, z.B. Depression, Alkoholmissbrauch, Medikamentenmissbrauch.

Symptome:

- Panik
- Atemnot, Engegefühl, Herzrasen
- Zittern, Schwitzen, Schwindel
- Platzangst, Angst vor weiten Plätzen (Agoraphobie)
- Soziale Ängste/Phobien
- Angstauslöser z.B.: Spinnen, Spritzen oder Flugangst
- Generalisierte Angststörung, Alltagsängste

Maßnahme:

- Eigenschutz beachten
- Ruhiges, freundliches Auftreten
- Gesprächsangebot
- Gemeinsam mit dem Betroffenen eine Atemübung einleiten:
- durch die Nase einatmen lassen (bis vier zählen)
- Atem anhalten lassen (bis sieben zählen)
- kräftig durch den Mund ausatmen lassen (bis acht zählen)
- Übung wiederholen, bis sich die Situation verbessert hat
- Gegebenenfalls: Rettungsdienst od. Polizei informieren
- Rettungsdienst hinzuziehen, wegen Abklärung ev. körperlicher Ursachen (Trabert & Wagner, 2017)

Psychosen

Betroffene leiden unter Halluzinationen oder Wahnvorstellungen. Schwerwiegende Denkstörungen sind ebenfalls möglich. Die Symptome werden oft von Ängsten begleitet. Betroffene leiden unter sog. „Ich-Störungen". Denken, Gefühle und Wahrnehmung (Hören, Sehen, Riechen, Tasten, Empfindungen) können beeinträchtigt sein.

Symptome:

- Bewegungsauffälligkeiten
- Halluzinationen
- Wahn
- Ich-Störungen
- Konzentrationsschwäche
- Sozialer Rückzug
- Antriebslosigkeit

Maßnahmen:

- Eigenschutz beachten
- Ruhiges, freundliches Auftreten
- Gesprächsangebot
- Gegebenenfalls: Rettungsdienst od. Polizei informieren

Suizidalität durch Cannabis-Konsum

Eine Studie aus den USA aus dem Jahre 2021 sieht einen Zusammenhang zwischen Cannabis-Konsum und verstärkter Suizidalität. Die Prävalenz von Suizidgedanken, -plänen und –versuchen stiegen in einem Zeitraum von 10 Jahren um das 1,4- bis 1,6- Fache. Verglichen wurden die Jahre 2018 bis 2019 im Vergleich zu den Jahren 2008 bis 2009 bei jungen Erwachsenen mit und ohne Depressionen. Signifikant häufiger traten Suizidalität bei Frauen mit Depressionen auf. Der Anteil war doppelt so hoch wie bei Männern (DAZ, 2021).

Suizidalität

Suizidalität ist „die Summe aller Denk- und Verhaltensweisen von Menschen oder Gruppen von Menschen, die in Gedanken, durch aktives Handeln, Handeln lassen oder passives Unterlassen den eigenen Tod anstreben, beziehungsweise als mögliches Ergebnis einer Handlung in Kauf nehmen" (Wolfersdorf, 1995). Suizidalität wird als Ausdruck eines krisenhaften Zustandes verstanden, nicht als Krankheit.

Nach Erwin Ringel dominieren die Gefühle Hoffnungslosigkeit und Verzweiflung (Ringel, 1992). Der Impulscharakter der Suizidalität wird durch Drogen, Alkohol oder Medikamente verstärkt. Durch die enthemmenden Wirkungen kann es zu unvorhersehbaren Reaktionen kommen wie z.B. reizbares, aufbrausendes, aggressives und feindseliges Verhalten.

Stets den Eigenschutz beachten! Besonders wenn Giftstoffe oder Waffen im Spiel sind kann die Gesundheit des Helfenden gefährdet werden. Auch bei Sprüngen in die Tiefe ist Vorsicht geboten!

Symptome:

- Betroffene äußern z.B.: „Ich weiß nicht, warum ich noch lebe" oder „Das Leben hat keinen Sinn mehr"
- Suizid wird angedroht: „Ich bringe mich um"
- Suizidale Situation (will von Brücke springen, sich vor den Zug werfen etc.)

Maßnahmen:

- Eigenschutz beachten
- Ruhiges, freundliches Auftreten
- Gesprächsangebot
- Gezielt nachfragen, ob man sich das Leben nehmen will.
- Den Betroffenen ernst nehmen
- Bei Verdacht auf Suizidalität sollte man sich auf seine Gefühlswahrnehmung verlassen und bei einem unguten Gefühl Unterstützung durch z.B. Polizei oder Rettungsdienst (Nikendei, 2017)

Beratung und frühzeitige Hilfen

Konsumenten von Alkohol, Medikamenten oder Drogen können sich in speziellen Beratungsstellen beraten lassen. Die Gespräche unterliegen der Schweigepflicht. Der Konsum und die damit verbundenen Risiken können in diskreter Umgebung besprochen werden.

Im Notfall

Wenn Sie sich in einer Situation befinden, die Sie nicht mehr ertragen können, Sie z.B. vor übermächtigen Ängsten geplagt sind und das Gefühl haben, die Kontrolle über sich zu verlieren, sollten Sie sich auf jeden Fall Hilfe suchen.

Sprechen Sie mit jemandem darüber, dass Sie Hilfe benötigen.

*Wenden Sie sich an jemanden, den Sie gut kennen. Wenn ein vertrauter Mensch nicht sofort erreichbar ist, können Sie sich auch an jemanden wenden, der sich gut mit seelischen Krisen auskennt und versteht, was mit Ihnen los ist. Auch Partner*innen, Verwandte, Freund*innen oder Kolleg*innen können sich Rat holen, wenn sie die akute Krise eines Menschen erleben und nicht wissen, was sie tun können.*

Am besten suchen Sie in solchen Fällen Hilfe bei einem Arzt oder Psychotherapeuten. Sollten diese kurzfristig nicht erreichbar sein, können Sie sich auch an den ärztlichen Bereitschaftsdienst der Kassenärztlichen Vereinigungen (bundesweite Telefonnummer: 116 117) oder direkt an das nächste psychiatrische Krankenhaus oder an ein Allgemeinkrankenhaus mit einer entsprechenden Abteilung wenden. In akuten psychischen Notfällen, insbesondere wenn eine unmittelbare Gefahr für Sie selbst oder andere besteht, sollten Sie nicht zögern, sofort den Rettungsdienst (112) oder die Polizei (110) zu verständigen.

Darüber hinaus haben viele Städte und Regionen einen „Krisendienst" eingerichtet, der Menschen in seelischen Notsituationen unterstützt, rund um die Uhr erreichbar ist und auch zu Ihnen nach Hause kommt, wenn dies notwendig ist. Sie finden diese Krisendienste auch im Internet, wenn Sie bei einer Suche „Krisendienst" und den Namen Ihrer Stadt eingeben, zum Beispiel „Krisendienst Berlin". Weitere Hilfs- bzw. Beratungsangebote für akute Krisensituationen bietet die Telefonseelsorge, die für eine anonyme, kostenlose Beratung zu jeder Tages- und Nachtzeit unter den bundesweiten Telefonnummern 0800 1110111 oder 0800 1110222 erreichbar ist (bptk, 2023).

Hilfe beim Ausstieg aus der Cannabis-Sucht bietet die Plattform:

www.quit-the-shit.net. Beratungsanfragen können per E-Mail, im Chat oder in einer Suchtberatungsstelle gestellt werden. Die Beratung ist kostenlos und anonym.

Cannabis-Prävention

→ Signalisieren Sie ihrem Kind, dass es sich immer an sie wenden kann, wenn es Hilfe braucht

→ Hören Sie Ihrem Kind zu

→ Zeigen Sie Interesse an seinem Leben

→ Fragen Sie, wie sein Tag war

→ Machen Sie Ihrem Kind keine Vorwürfe, wenn es zu Schwierigkeiten kommt

→ Erarbeiten Sie gemeinsam mit dem Kind Lösungen für Problemlagen

→ Vereinbaren Sie gemeinsam mit dem Kind Regeln für das Miteinander

→ Achten Sie auf die Einhaltung der Regeln

(polizeiliche Kriminalprävention, 2023)

Suchtberatung

Suchtprävention für Kinder und Jugendliche

Keine Macht den Drogen

Gemeinnütziger Förderverein e.V.

Telefon: +4989 85639961

info@kmdd.de

www.kmdd.de

Drogenberatungsstellen & Selbsthilfegruppen

Deutsche Hauptstelle für Suchtfragen e.V. (DHS)

Telefon: +492381 9015-0

Info@dhs.de

www.dhs.de

Bundesverband der Elternkreise suchtgefährdeter und suchtkranker Söhne und Töchter e.V.

Telefon: +494641 9898609

www.bvek.org

Polizeiliche Kriminalprävention der Länder und des Bundes

Polizeiliche Kriminalprävention/Zentrale Geschäftsstelle

Taubenheimstraße 85

70372 Stuttgart

www.polizei-beratung.de

Weitere Kontaktdaten erhalten Sie ebenfalls über Jugendämter, Stadt- und Kreisverwaltungen sowie Kirchengemeinden.

Quellen

Beck, B. (2023): Psychische Störungen und Verhaltensstörungen, BOD Verlag.

Bptk, (2023): https://www.bptk.de/patientinnen/im-notfall.

Bundesgesundheitsministerium, (2023): https://www.bundesgesundheitsministerium.de/cannabis.

Bundesregierung, (2023): Fragen und Antworten zur Legalisierung von Cannabis; www.bundesregierung.de.

Bundesverband der Elternkreise suchtgefährdeter und suchtkranker Söhne und Töchter e.V., (2023): www.bvek.org.

Bussgeldkatalog, (2023): Nachweisen von Cannabis in Blut, Speichel, Haar & Urin; www.bussgeldkatalog.org.

BZgA, (2023): Bundeszentrale für gesunde Aufklärung, www.bzga.de.

DAZ, (2021): Deutsche-Apotheker-Zeitung; daz.online.

DGPPN, (2023): Psychische Erkrankungen in Deutschland.DGPPN_Dossierweb.pdf.

dhs, (2023): Deutsche Hauptstelle für Suchtfragen e.V.; www.dhs.de.

Kmdd, (2023): Keine Macht den Drogen; www.kmdd.de.

Nikendei, A. (2017): Psychosoziale Notfallversorgung (PSNV). Praxisbuch Krisenintervention, 2. Auflage, Stumpf + Kossendey mbH, Edewecht, S. 338.

Polizeiliche Kriminalprävention, (2023): Polizeiliche Kriminalprävention; Sucht erkennen und vorbeugen, Stuttgart, S. 9.

Quit-the-shit, (2023): Informationen für Bürger; www.quit-the-shit.net.

Ringel, E. (1992): Suizid. In: Battegay, Raymond/Glatzel, Johann/Pöldinger, et al. (Hrsg.): Handwörterbuch der Psychiatrie. Enke, Stuttgart, S. 590-596.

Trabert, G. & Wagner, U. (2017): Patienten in Sozialnot. Besondere Personengruppen im Rettungsdienst, S+K Verlag, Edewecht, S. 66.

WHO, (2023): Psychische Erste Hilfe; Handbuch. Apps.who.int.

Wolfersdorf, M. (1995): Suizidalität – Begriffsbestimmung und Entwicklungsmodelle suizidalen Verhaltens. In: Wolfersdorf, Kaschka, (Hrsg.): Suizidalität. Die biologische Dimension. Springer, Berlin, Heidelberg, New York, S. 1-16.

Bildquellen: Barbara Beck